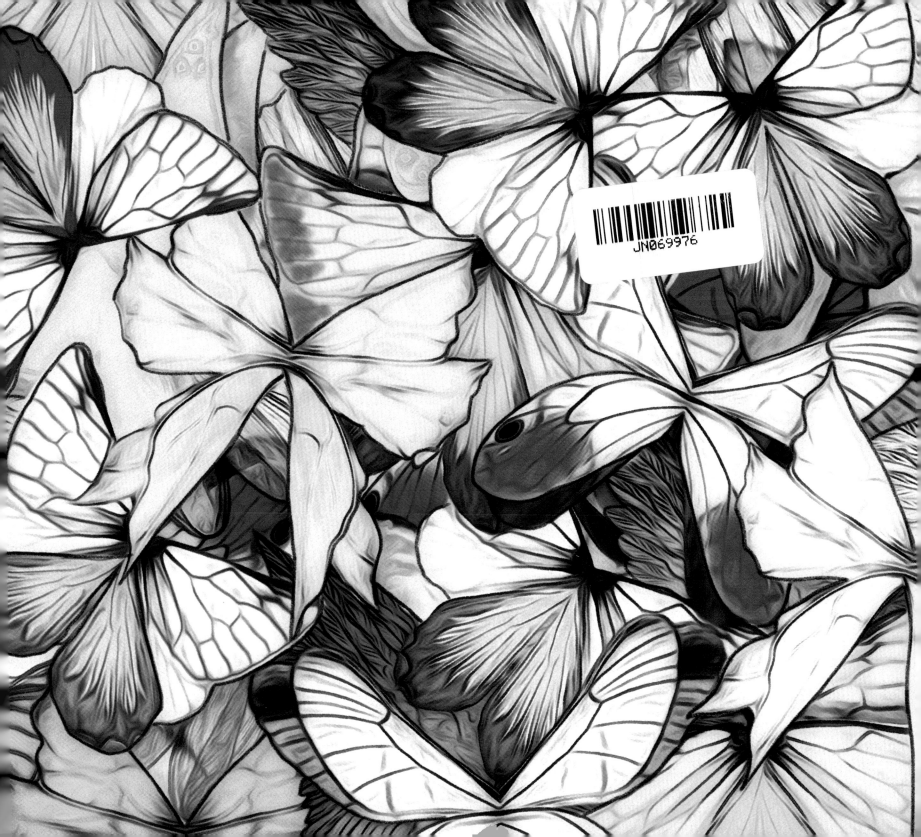

たかく とびたて 女の子

2020年 1月 初版第1刷発行

作　ラケル・ディアス・レゲーラ

訳　星野由美

デザイン　miwa

編集担当　小林真理菜

発行者　小安宏幸

発行所　株式会社 汐文社
〒102-0071　東京都千代田区富士見1-6-1
電話 03-6862-5200　ファックス 03-6862-5202
URL https://www.choubunsha.com

印刷　西川印刷株式会社

製本　東京美術紙工協業組合

ISBN978-4-8113-2715-0
乱丁・落丁本はお取り替えいたします。
ご意見・ご感想をread@choubunsha.comまでお寄せください。

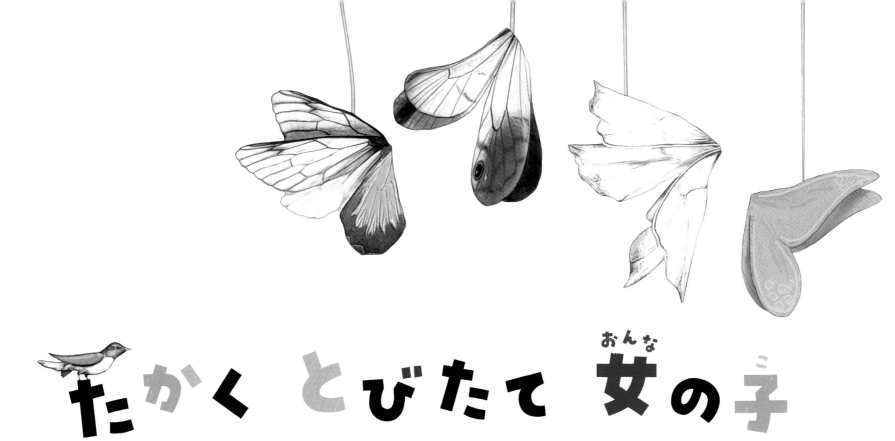

たかく とびたて 女の子
Cuando las niñas vuelan alto

作 ラケル・ディアス・レゲーラ
Raquel Díaz Reguera

訳 星野由美

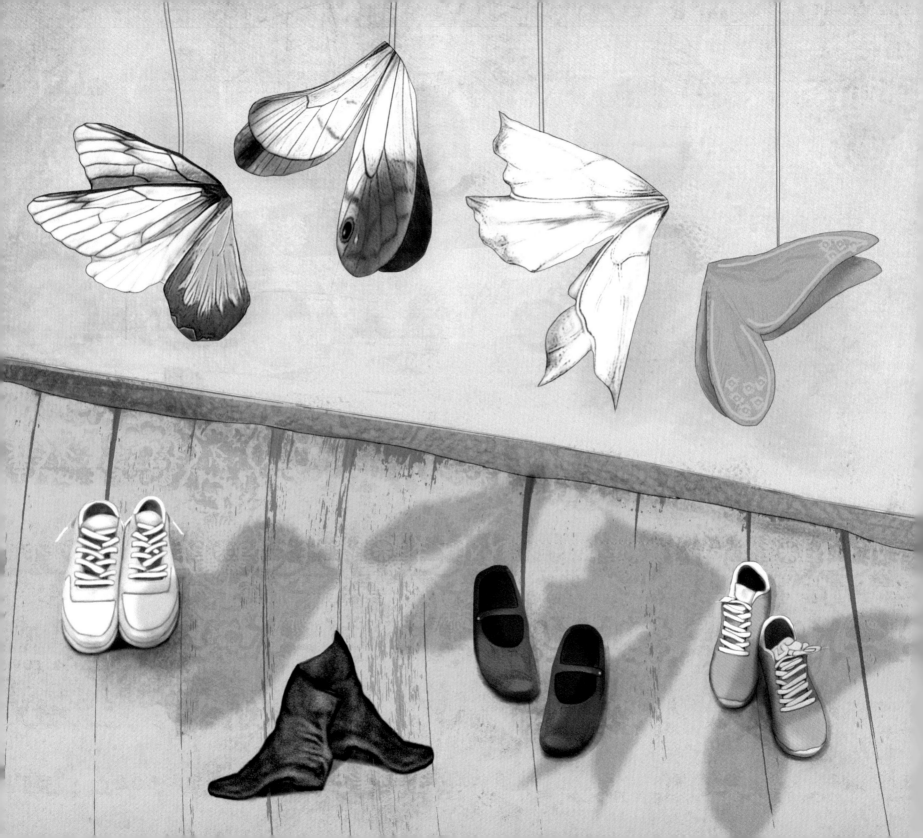

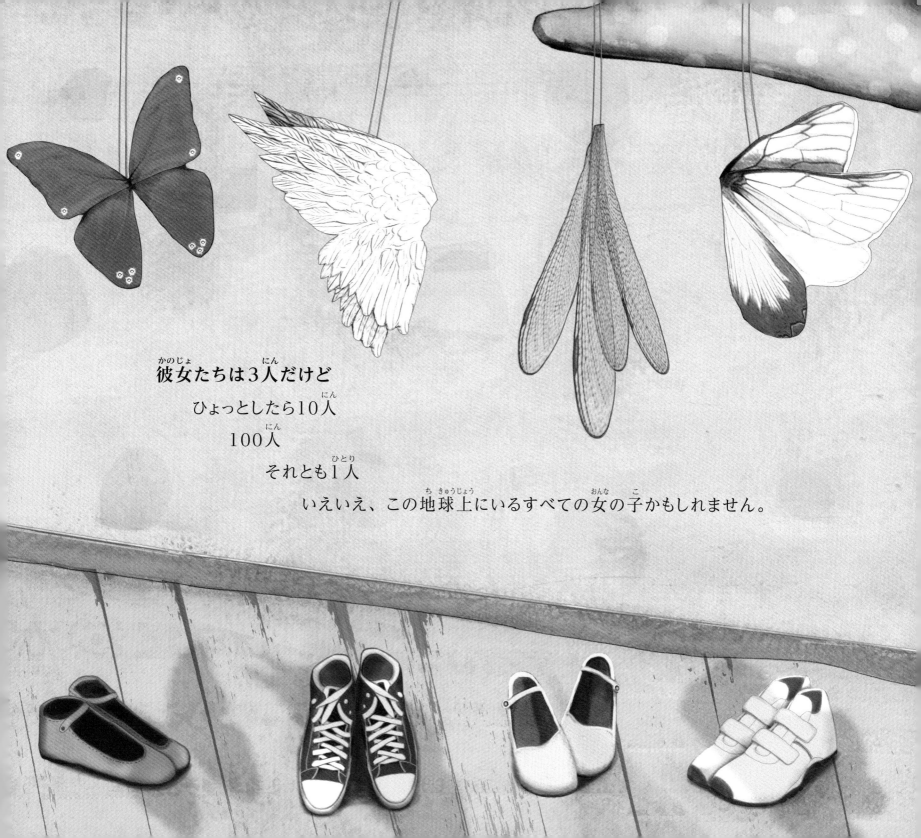

彼女たちは3人だけど
ひょっとしたら10人
100人
それとも1人
いえいえ、この地球上にいるすべての女の子かもしれません。

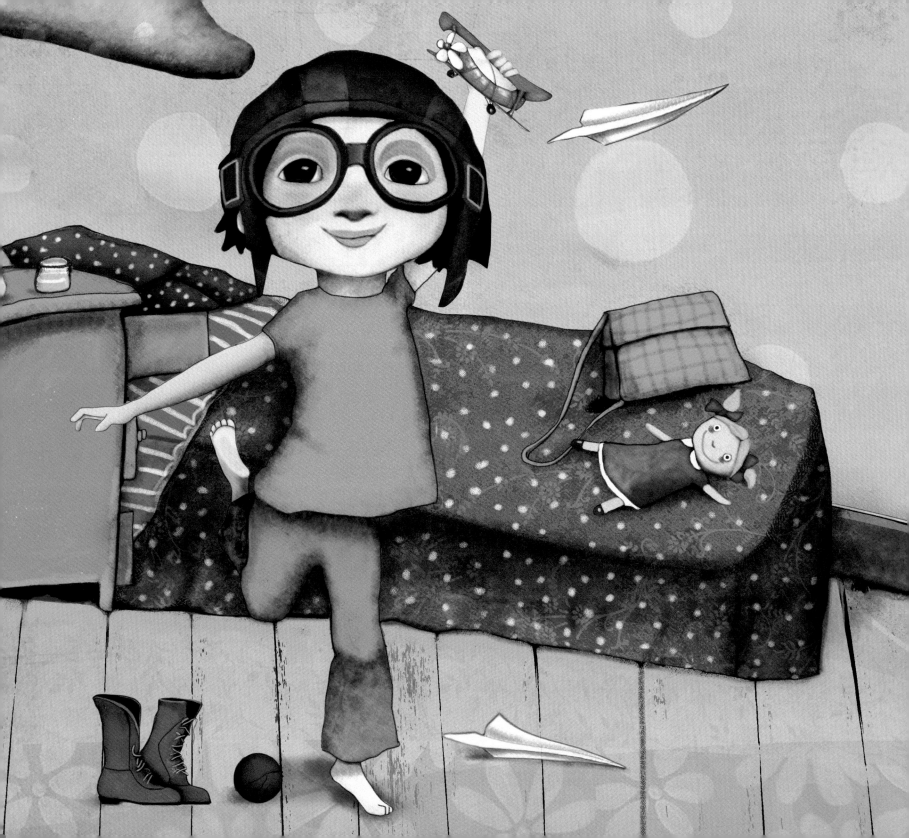

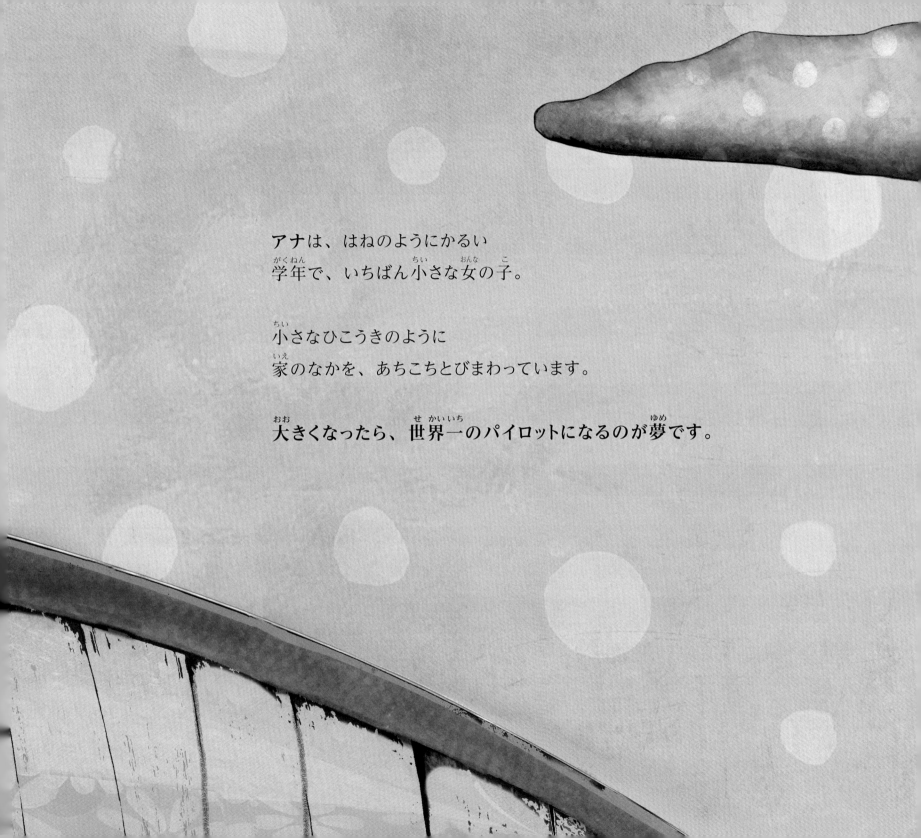

アナは、はねのようにかるい
学年で、いちばん小さな女の子。

小さなひこうきのように
家のなかを、あちこちとびまわっています。

大きくなったら、世界一のパイロットになるのが夢です。

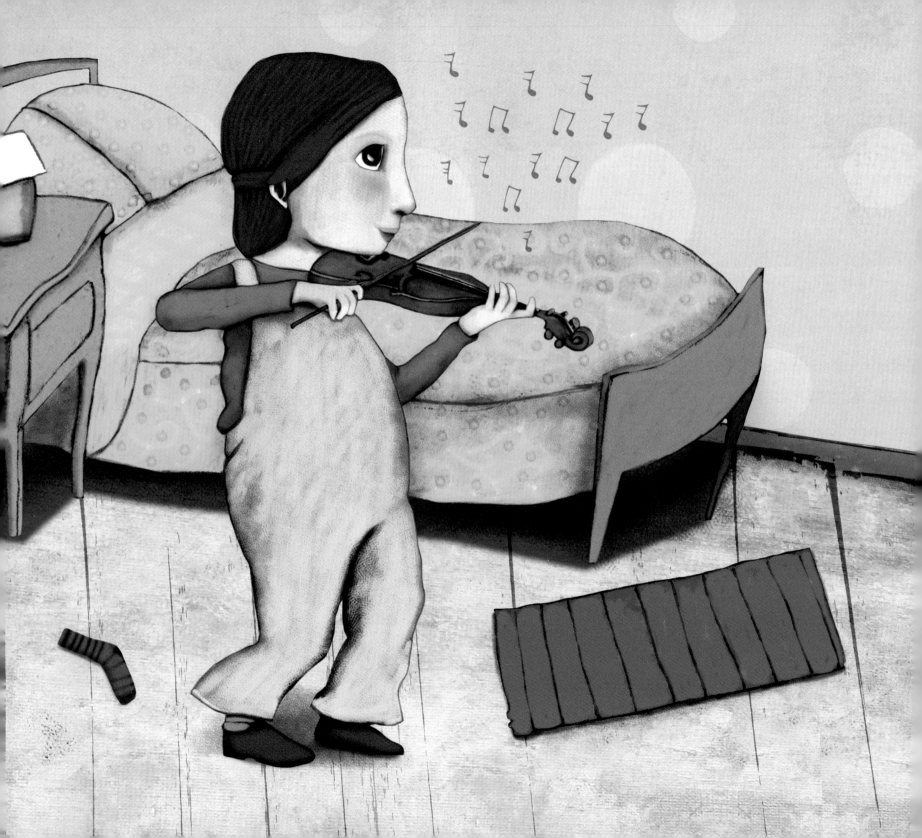

マリーは、ころっとして文のおわりのまる「。」みたい。

いつも家のかいだんを、3だんとばしでのぼっています。
部屋についたらすぐに、バイオリンをぎゅっとだきしめたいから。

大きくなったら、りっぱなバイオリンひきになるのが夢です。

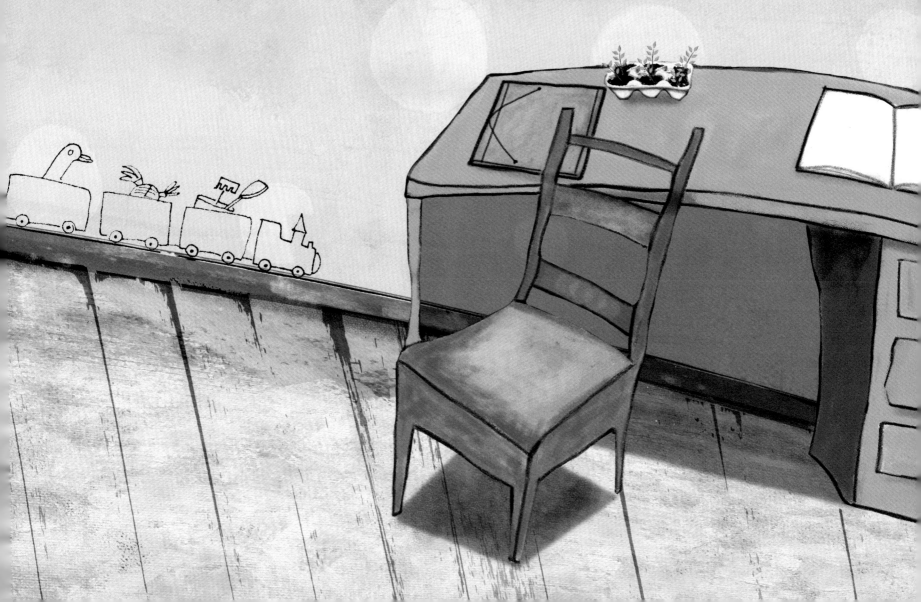

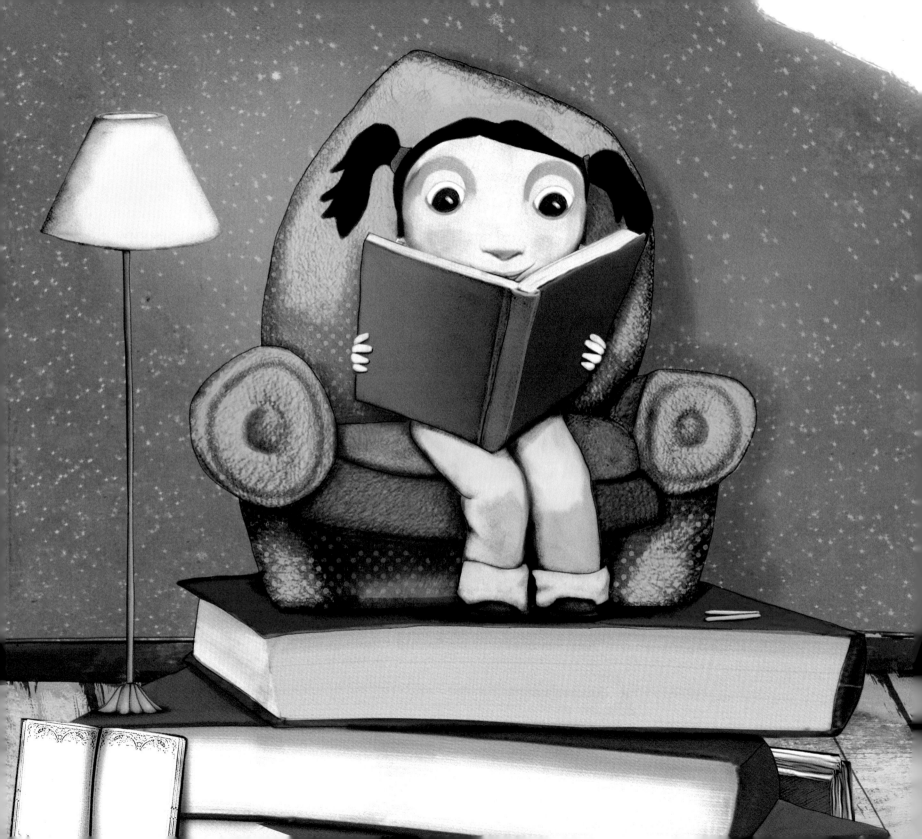

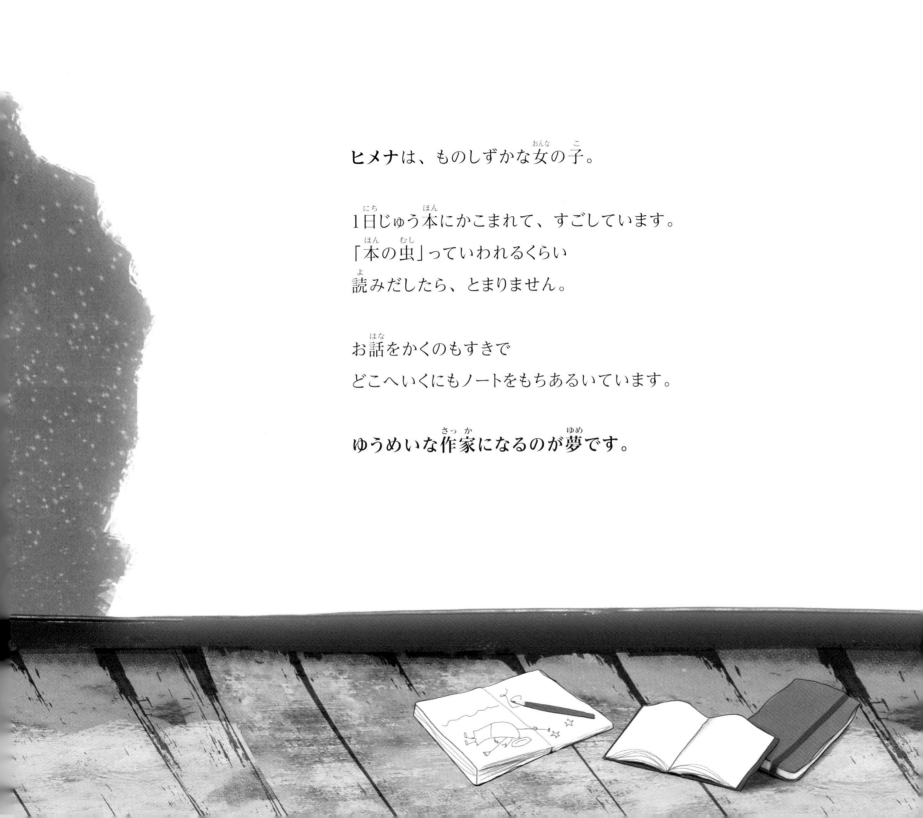

ヒメナは、ものしずかな女の子。

1日じゅう本にかこまれて、すごしています。
「本の虫」っていわれるくらい
読みだしたら、とまりません。

お話をかくのもすきで
どこへいくにもノートをもちあるいています。

ゆうめいな作家になるのが夢です。

ところで、希望をうしなってはいけないよと、
力をかしてくれるのは、だれでしょう?

みなさん、どこかで**ヤルキ**さんの話を
聞いたことはありませんか?
ヤルキさんは、つばさをつくってくれる人です。

つばさは、目にはみえません。
けれど、かなえたい夢がある人には
いつのまにか、つばさがついているのです。

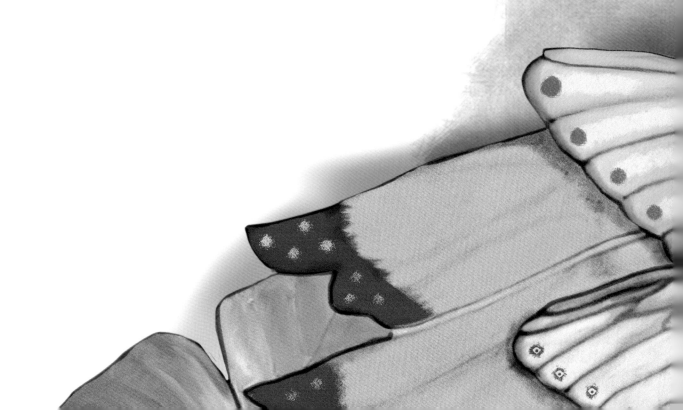

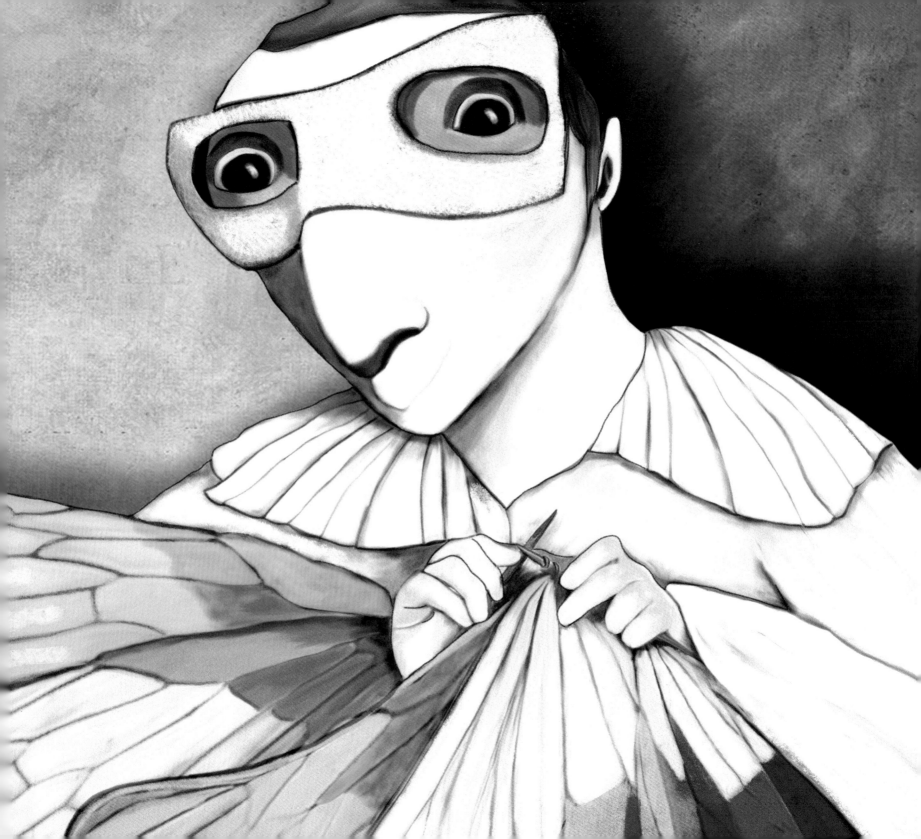

ところが、夢がかなわないように、あれこれじゃまをする悪の軍団がいました。
リーダーの名前は、ソレハムリ。悪の軍団は、ヤルキさんのつばさを台なしにしてしまうのです。

でも、どうやって？
こたえは、かんたん。
女の子たちのポケット、くつ、カバンに、小石をつめこむんです。
だんだんおもくして、空をとべなくしてしまうのです。

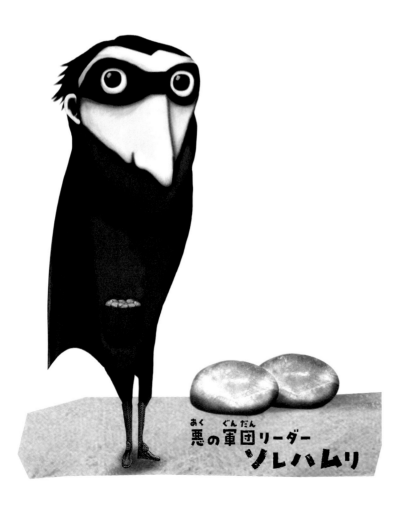

悪の軍団リーダー
ソレハムリ

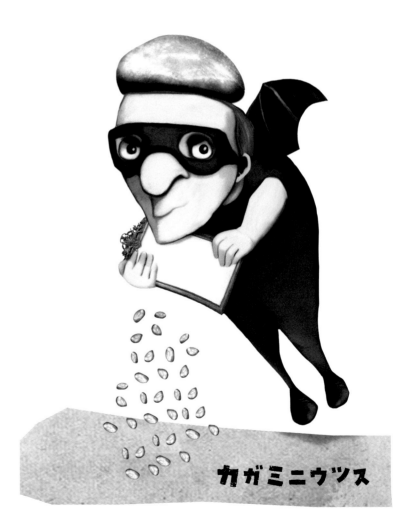

カガミニウツス

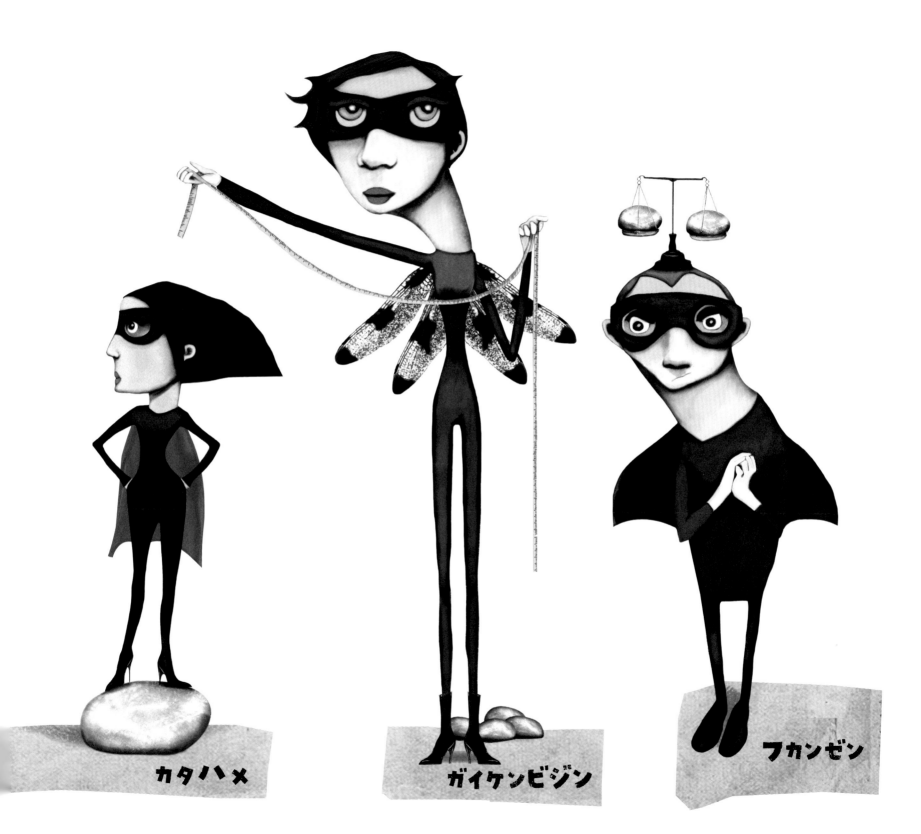

カタハメ　　　　　　　ガイケンビジン　　　　　　フカンゼン

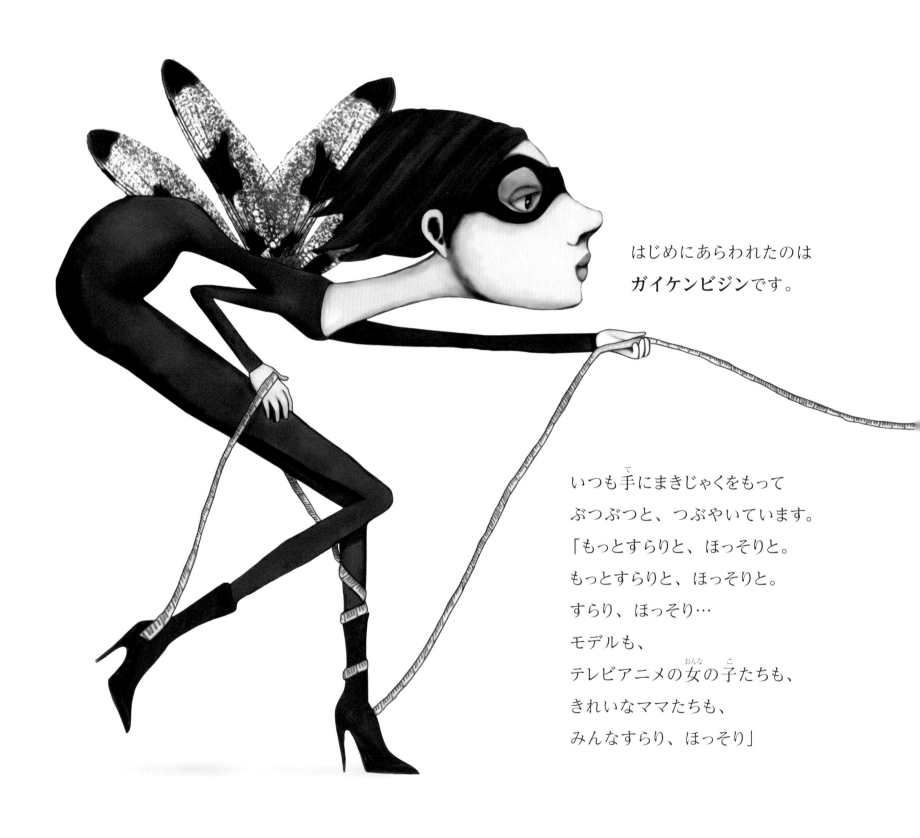

はじめにあらわれたのは
ガイケンビジンです。

いつも手にまきじゃくをもって
ぶつぶつと、つぶやいています。
「もっとすらりと、ほっそりと。
もっとすらりと、ほっそりと。
すらり、ほっそり…
モデルも、
テレビアニメの女の子たちも、
きれいなママたちも、
みんなすらり、ほっそり」

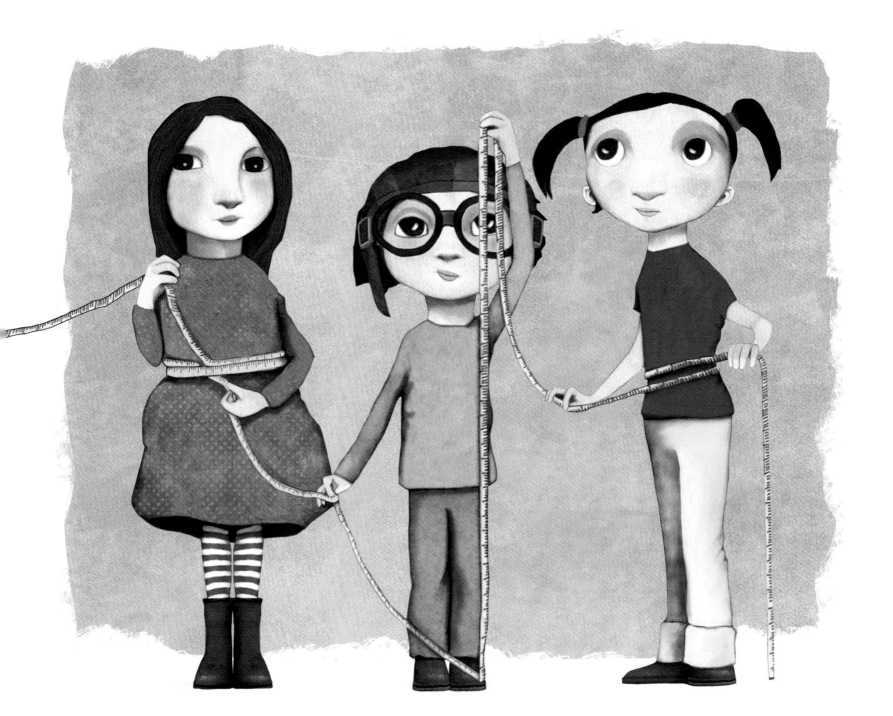

ある朝、学校についたアナは、元気がありません。

「わたし、小さいから」

「小さいって? パイロットになるのに?」マリーがたずねます。

アナは、すこしでも大きくみえるように、つまさき立ちであるいてみます。

けれど、すぐにつかれてしまって、ますます元気がなくなってしまいました。

－なにをするのもだめ。小さすぎるから－

とうとう、こんなふうに思うありさま。

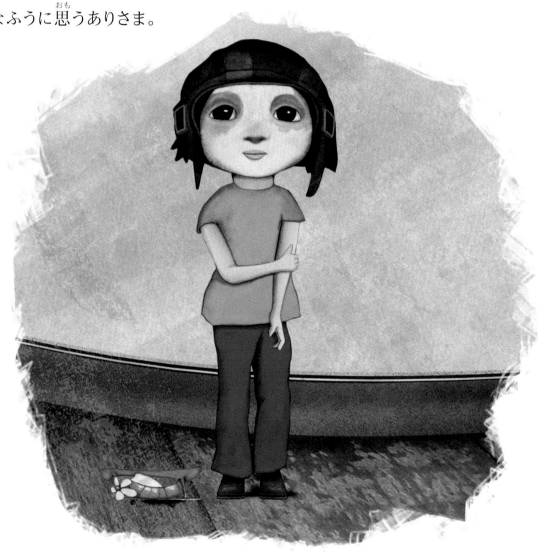

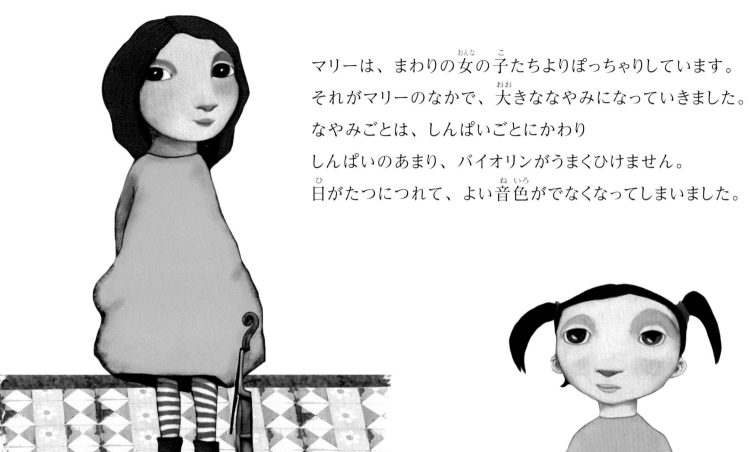

マリーは、まわりの女の子たちよりぽっちゃりしています。
それがマリーのなかで、大きななやみになっていきました。
なやみごとは、しんぱいごとにかわり
しんぱいのあまり、バイオリンがうまくひけません。
日がたつにつれて、よい音色がでなくなってしまいました。

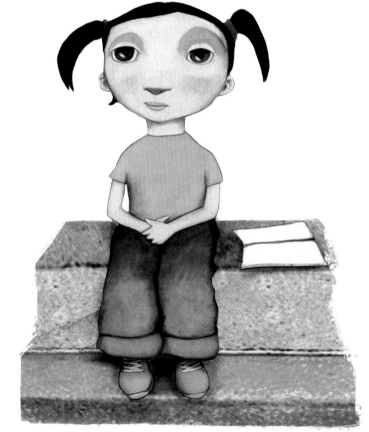

ヒメナは、テレビでみていたアニメの主人公のような
《彼女たち》のお話をかきはじめました。
すらりとして、とびっきりおしゃれ。
なんといっても、ながくゆれるかみの毛!
そのうち、かしこいとか、ゆうかんとか、夢をおうとか
そんなことは、どうでもよくなっていきました。

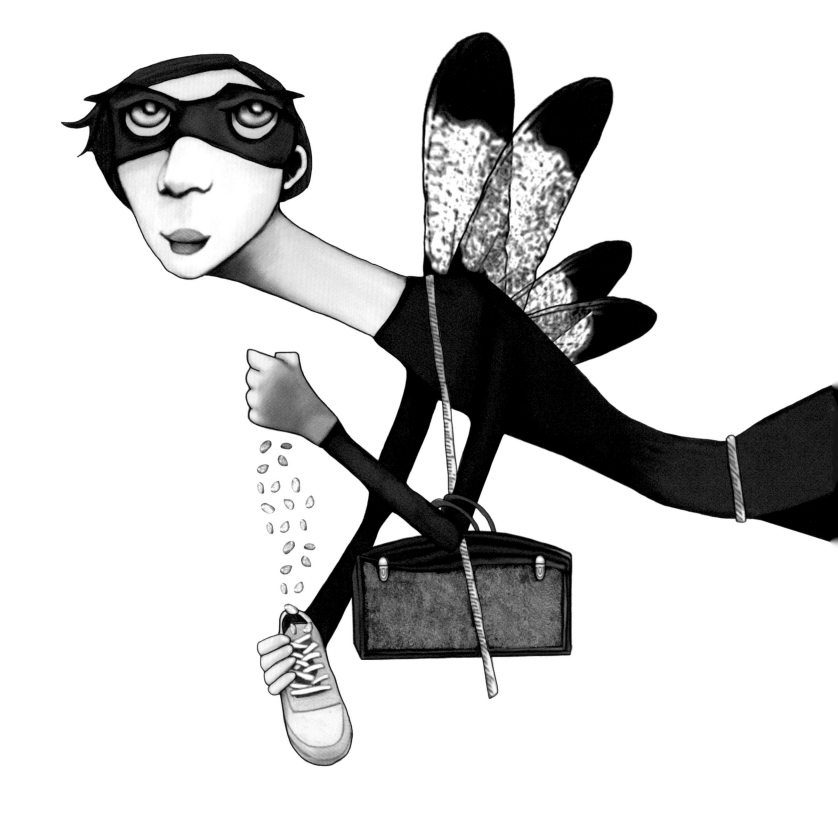

こうして、**ガイケンビジン**は
女の子たちが、たかくとびたてないように
くつに小石をぱらぱら入れていきました。

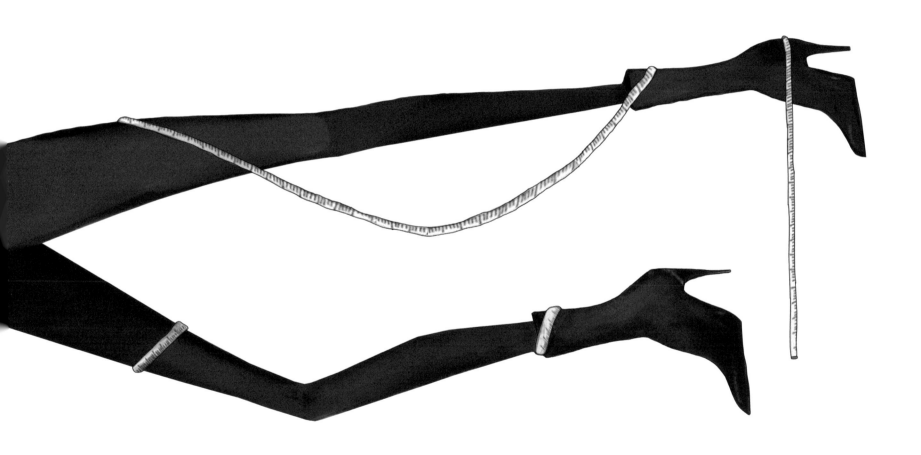

2番目にあらわれたのは、**カガミニウツス**です。
女の子たちの前に、うそのかがみをおいて、
彼女たちのよいところではなく、
彼がみせたいわるいことばかりをうつすのです。

女の子たちが、かがみをみているあいだ
カガミニウツスは、きずつく言葉をしつこくささやきます。
『ふとっちょ、ちびっこ、まぬけ、やせっぽち、
ひょろひょろ、ぶさいく、めがねっこ…』

こうして、**カガミニウツス**は女の子たちのポケットに
小石をつめこんでいくのです。

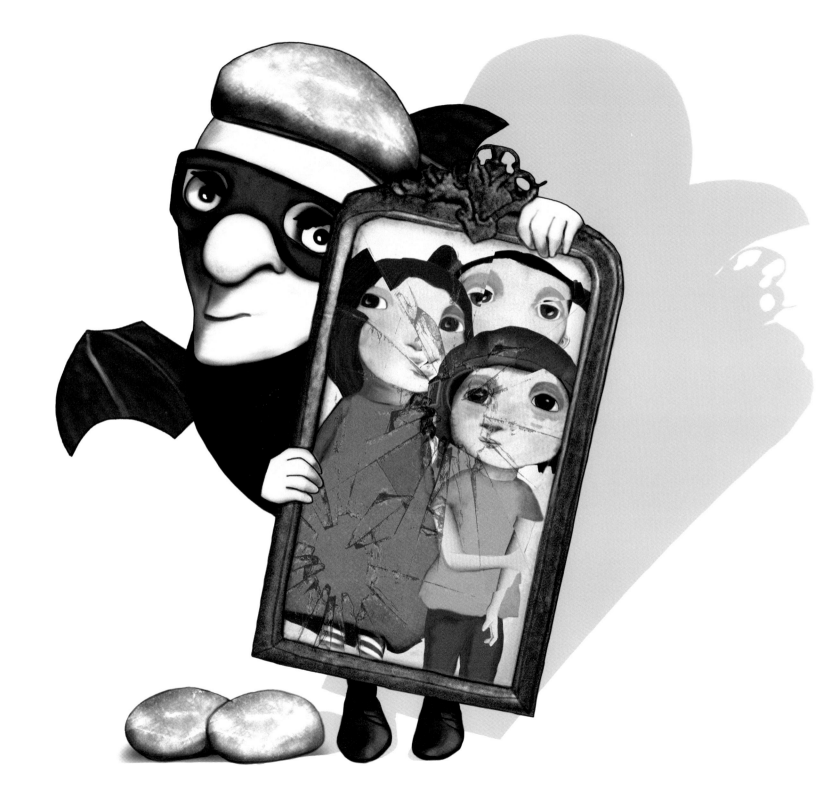

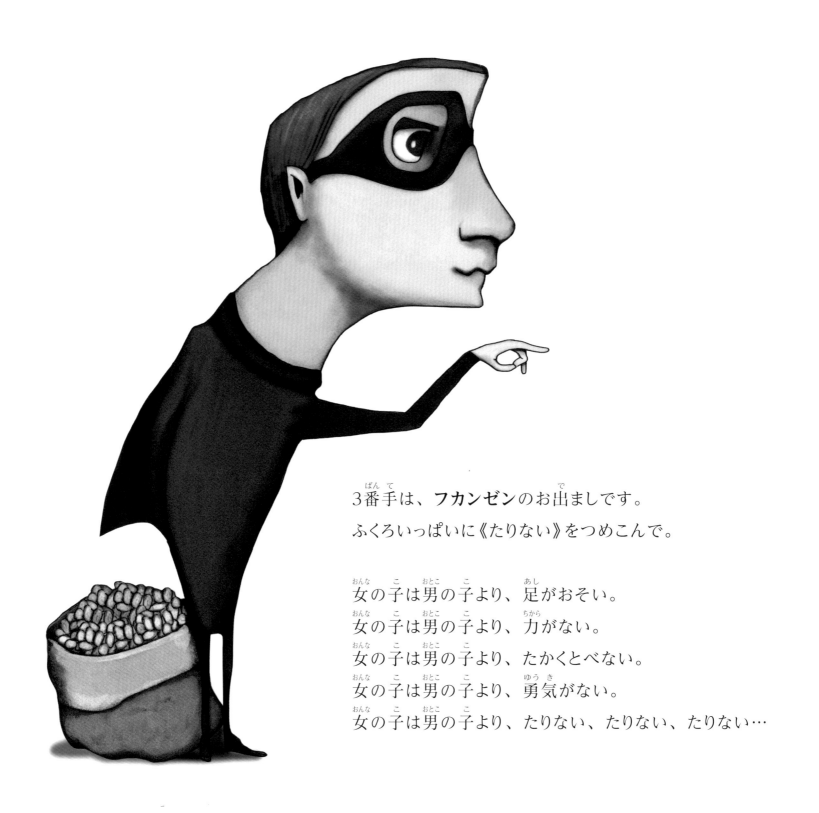

3番手は、**フカンゼン**のお出ましです。

ふくろいっぱいに《たりない》をつめこんで。

女の子は男の子より、足がおそい。
女の子は男の子より、力がない。
女の子は男の子より、たかくとべない。
女の子は男の子より、勇気がない。
女の子は男の子より、たりない、たりない、たりない…

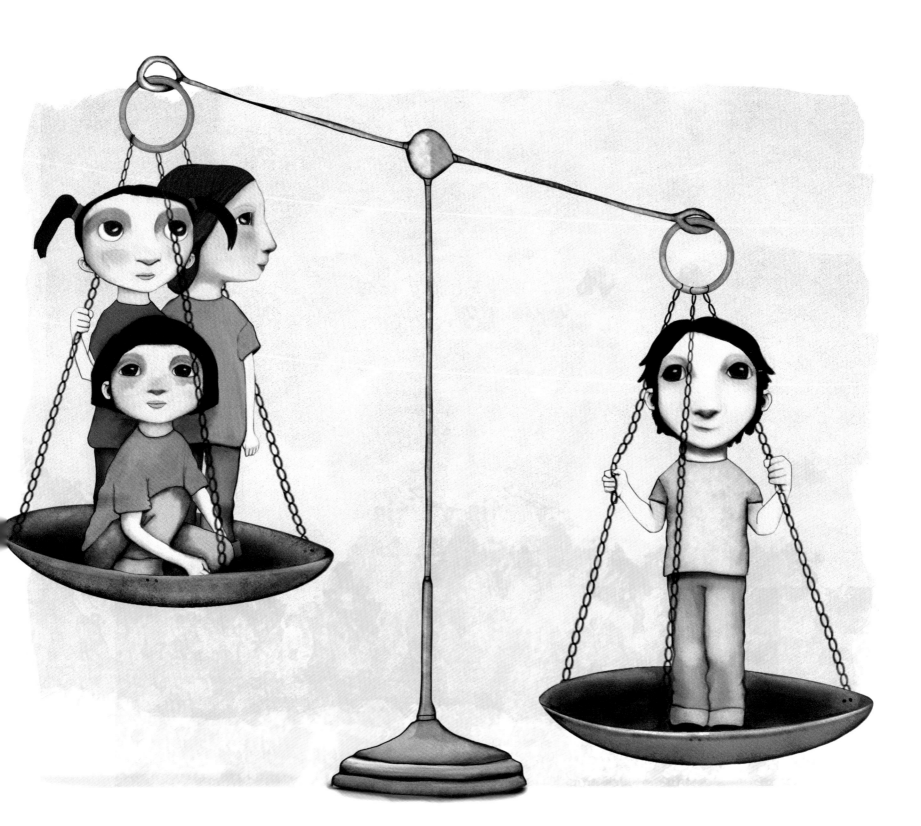

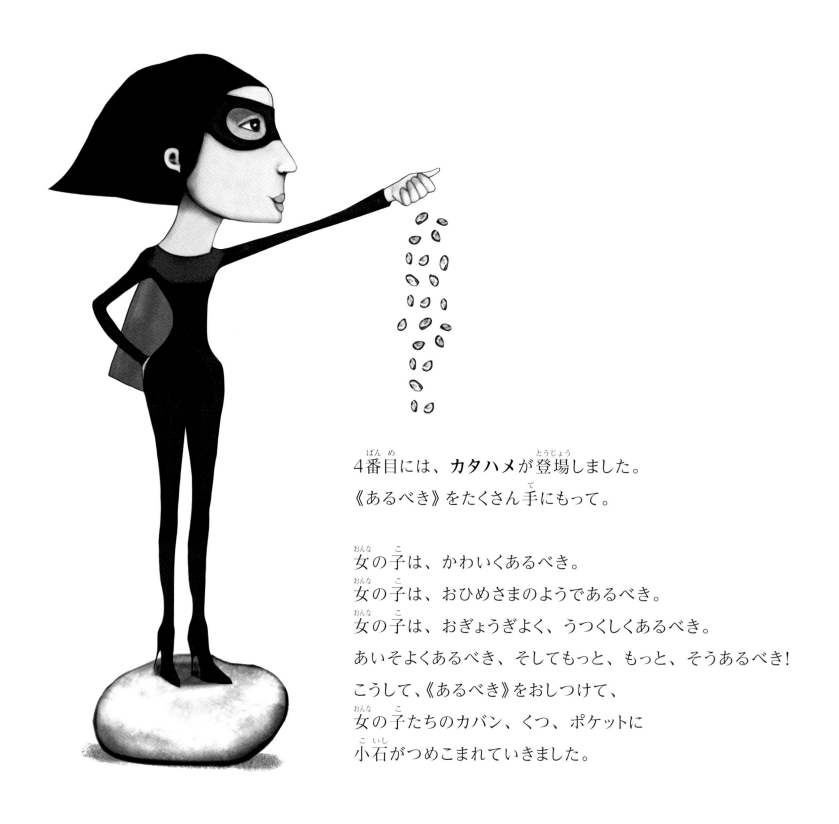

4番目には、**カタハメ**が登場しました。
《あるべき》をたくさん手にもって。

女の子は、かわいくあるべき。
女の子は、おひめさまのようであるべき。
女の子は、おぎょうぎよく、うつくしくあるべき。

あいそよくあるべき、そしてもっと、もっと、そうあるべき!

こうして、《あるべき》をおしつけて、
女の子たちのカバン、くつ、ポケットに
小石がつめこまれていきました。

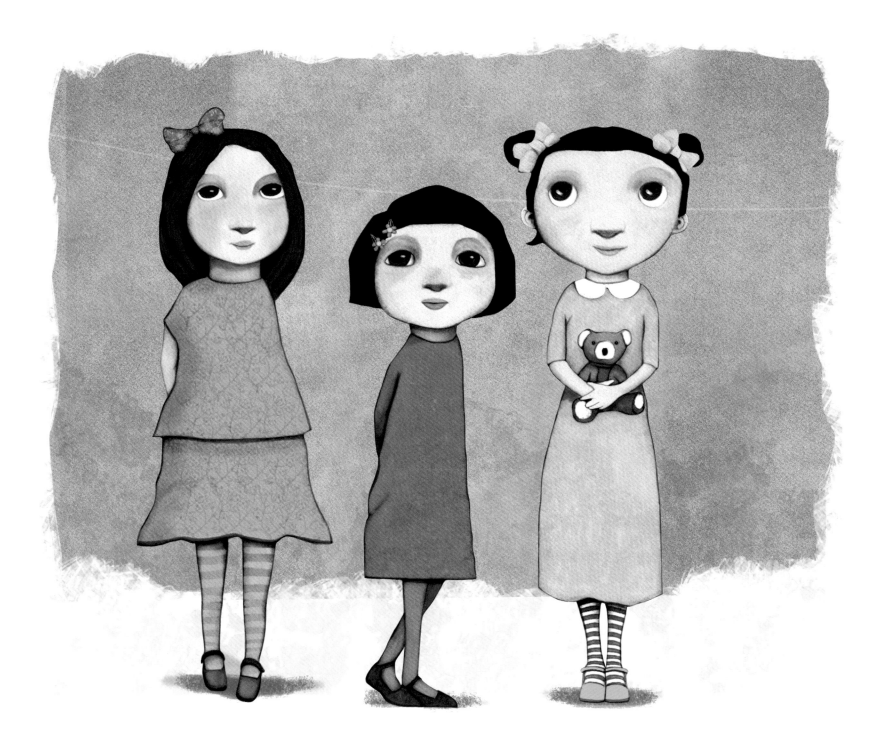

女の子たちは、ずいぶんかわってしまいました。

アナは、キャビンアテンダントになりたいといいます。

だって、パイロットになるのはむずかしそう。それに、男の子しかなれないから。

マリーは、おかあさんになんどいわれても、バイオリンをひく気にはなれません。
今はただ、やせたいだけ。

ヒメナは、お話をかきつづけています。
でも主人公のぼうけん者、たんけん家、科学者たちは、みんな《彼ら》にかわりました。

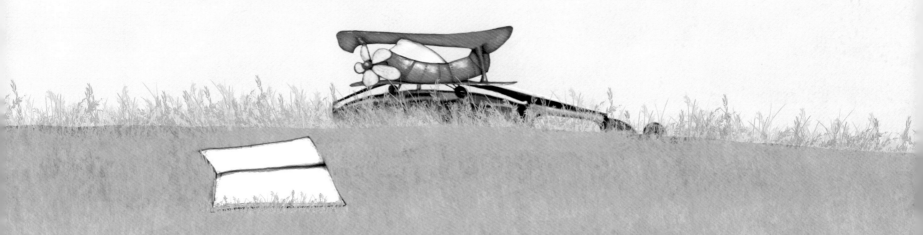

ヤルキさんは、こまってしまいました。
いま起きていることを、どうしたら彼女たちに気づいてもらえるでしょう。

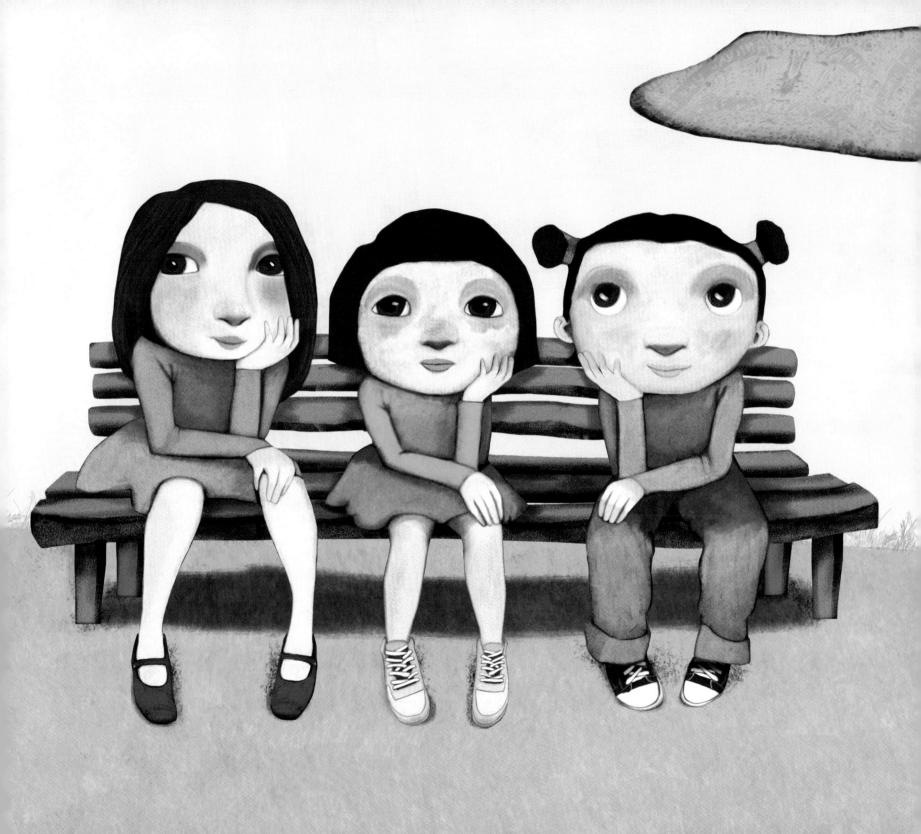

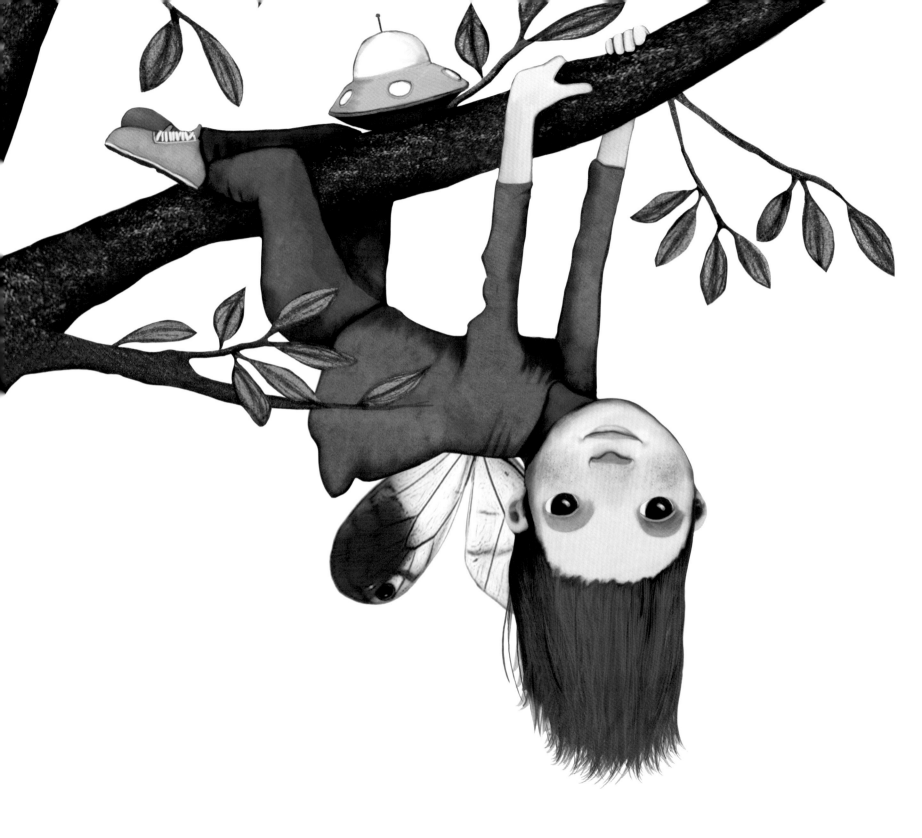

休み時間のことです。ひまをもてあましていた3人は
校庭の木にのぼっているビビアンをみかけました。

ビビアンは7さい、そばかすの女の子。
3人よりも、1さい年下です。

ゆうかんで、おてんば、かしこくて、たのしくて、さわがしい。

それに、てっぽう玉みたいにはやい!

まるで、すこしまえの自分たちのよう!

ビビアンときたら、木のえだにぶらさがって大声でさけびます。
「大きくなったら、火星人になるうぅぅぅぅぅー」
「火星でうまれたわけでもないのに、どうやって火星人になるの?」
「そんなの、かんけいないもん。火星人になるっていったら、なるんだもん!」

「マリー、おいかけっこしよう!」ビビアンが、さそいます。

「このくつでは、だめ。はしれないもの」

「それなら、ぬいじゃえ!」

マリーが、くつをぬいでみると…

なんと、右のくつに小石がひとつ、左にはふたつも入っていたんです!

なぜ、いままで気がつかなかったんだろう?

マリーは校庭を、おもいっきりかけていきました。

ビビアンをつかまえることはできませんでした。

でも、心がすっとかるくなりました。

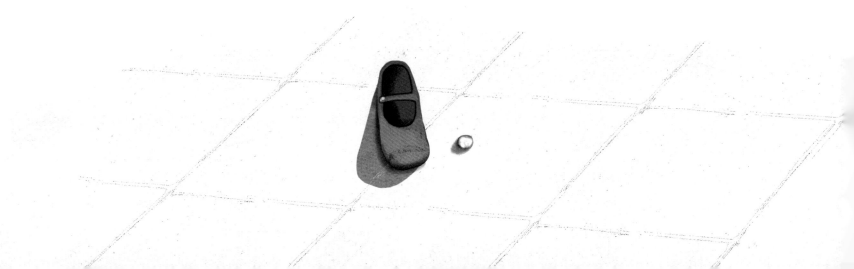

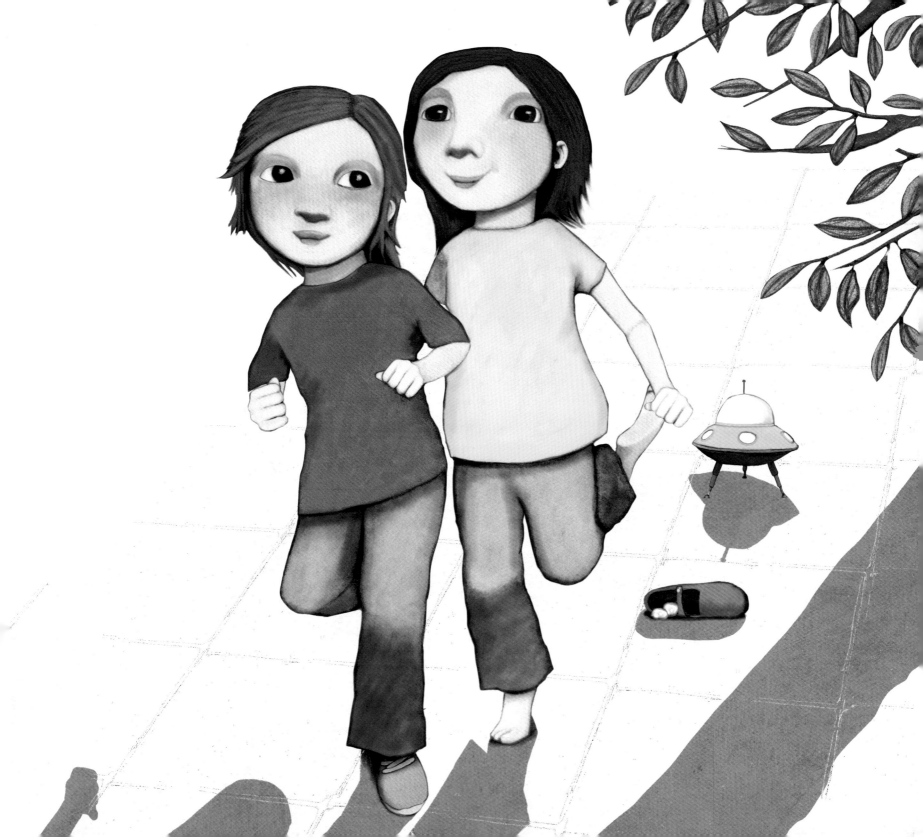

「さか立ちできる?」ビビアンが、アナをさそいます。

「うん。でも、さか立ちしたら、スカートがめくれちゃう」

「だから?」

「女の子なんだから、スカートがめくれちゃだめでしょ!」

「ふん、そんなの言いわけだよ。ほんとうは、さか立ちができないってことでしょ」

「できるってば! いい? みててよ!」

さか立ちしたとき

アナのポケットに入っていた小石が

ばらばらと地めんにころげおちました。

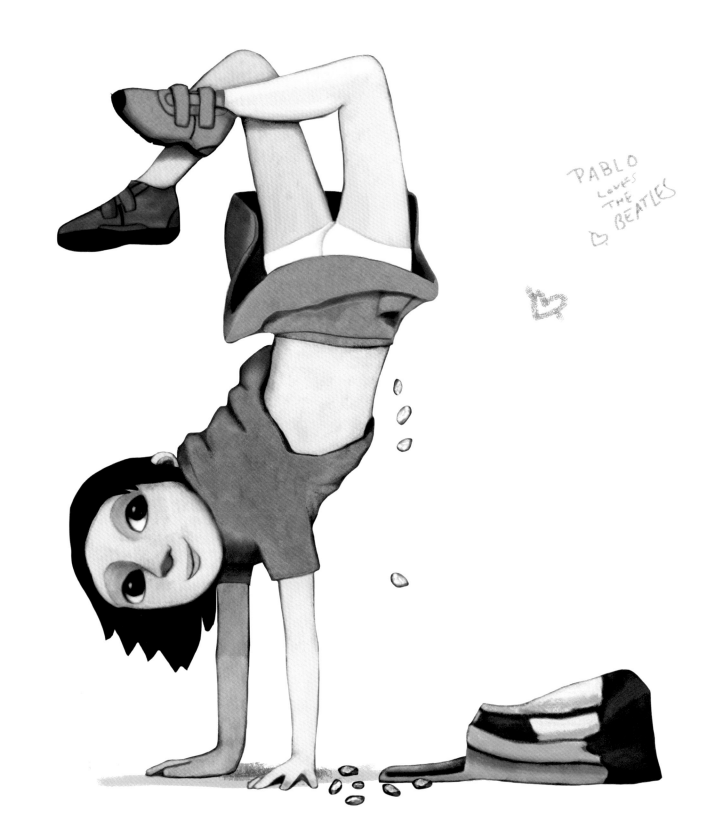
PABLO
LOVES
THE
BEATLES

「わたし、もう、かけ算の九九ができるんだよ！ 2×2＝6」

ビビアンが、いいました。

「2×2＝6？ 2×2＝4だよ！」

ヒメナが大きな声でいいました。

「ううん。6だもん！」

「もう！ なにいっちゃってんの？」

ヒメナは、さんすうの本をさがしました。

ところが、カバンのなかには
小石がたくさん入っていたんです！

マリーとアナも
自分のカバンをひっくりかえします。

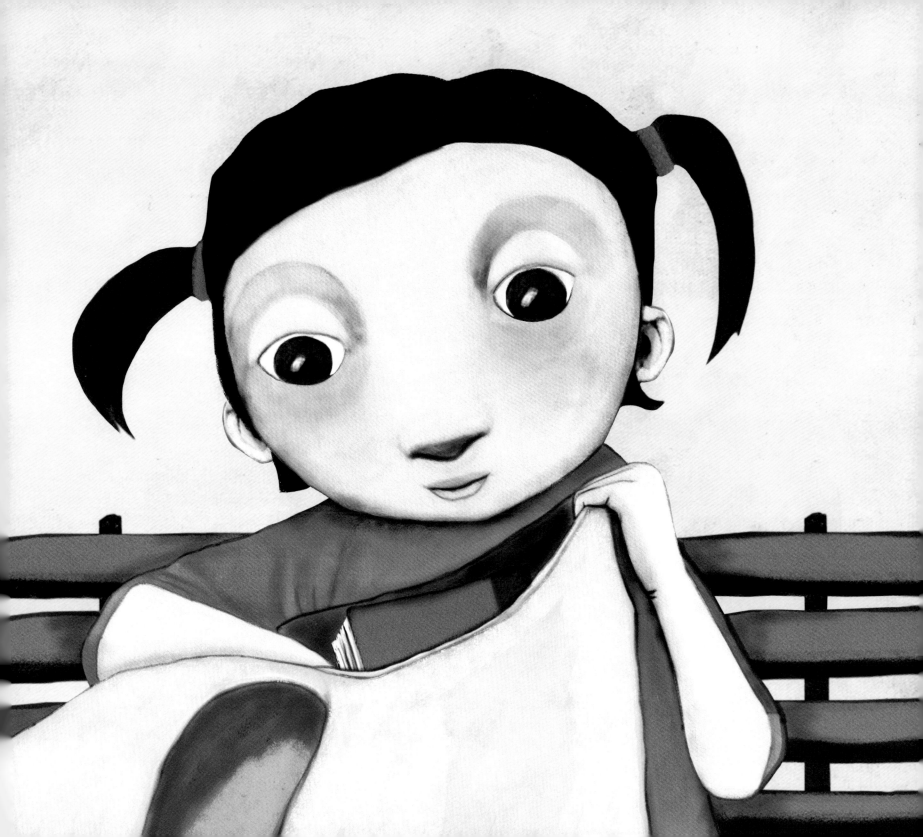

小石がごろごろおちる音で、校庭であそんでいた女の子たちも、みんなはっとしました。

もしかしたら、わたしたちも小石をもっている?

ズボンのポケット、おべんとうのふくろ、くつしたのなかをたしかめます。

いつのまにか、こんなにたくさんの小石があったなんて!
小石がおちて、ほんとうによかった!!

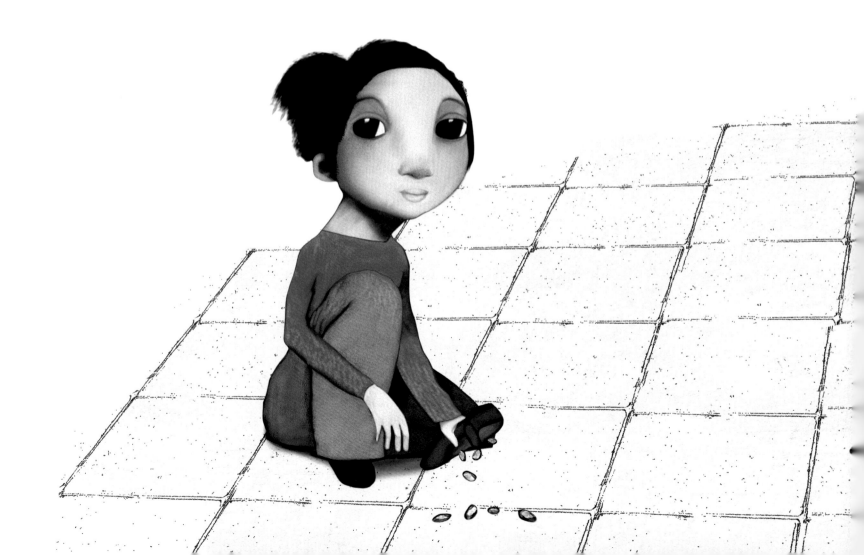

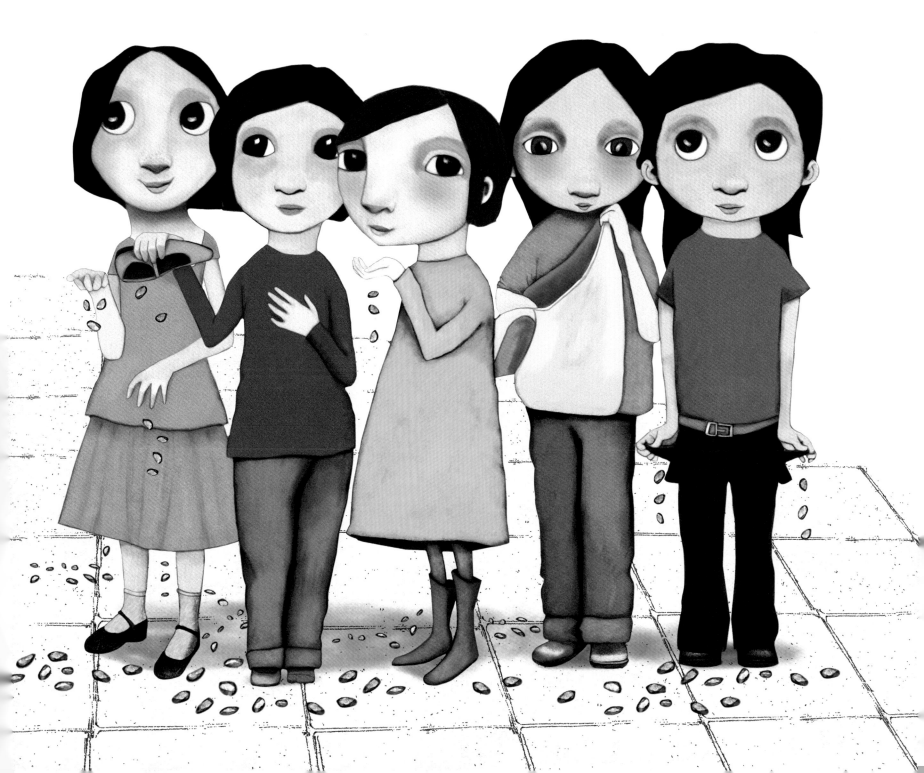

みんなで小石をあつめたら
たかい山ができました。
アナ、マリー、ヒメナ、そしてビビアンの4人は
山のてっぺんにたちました。
まるでヒマラヤにのぼったみたい!
山のしたには、ソレハムリ軍団がみえます。

こんなにも、ちっぽけで、
とるにたらないものだったなんて…

「ねっ、まちがってなかったでしょ?」
ビビアンが、うれしそうに声をはずませます。
「わたしたち、火星人になれるよ!」
ここからなら、火星にも手がとどきそう!

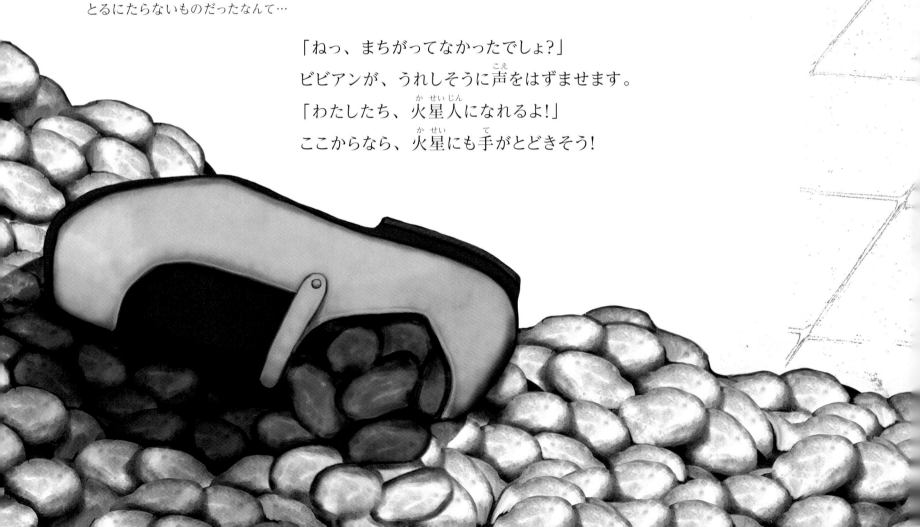

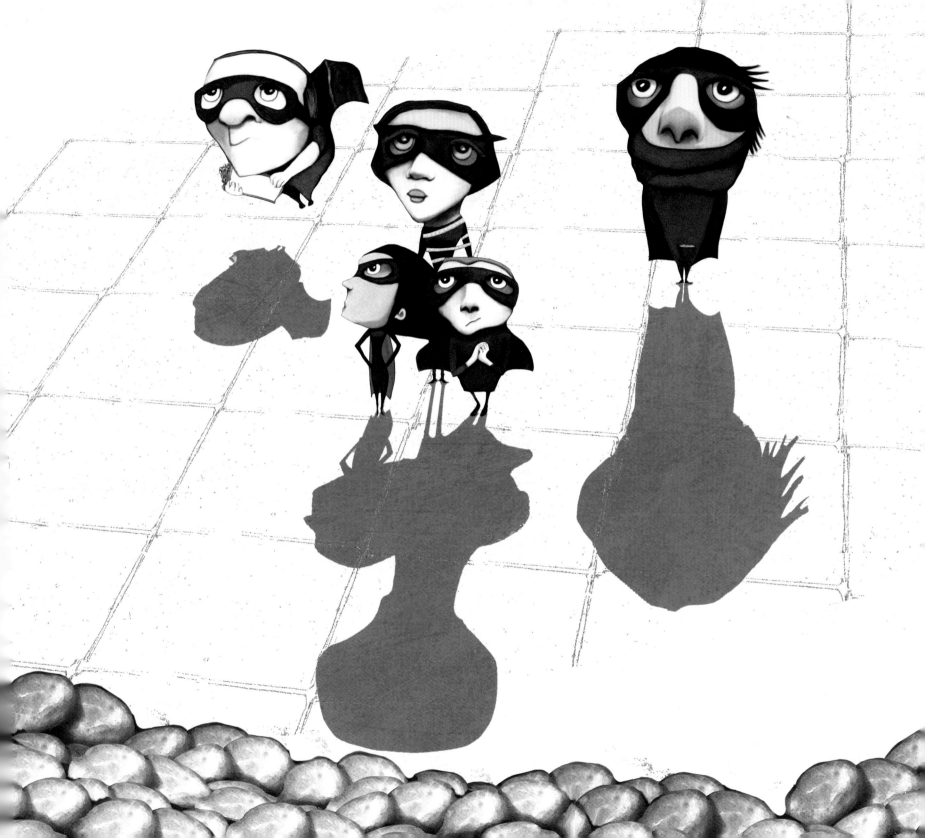

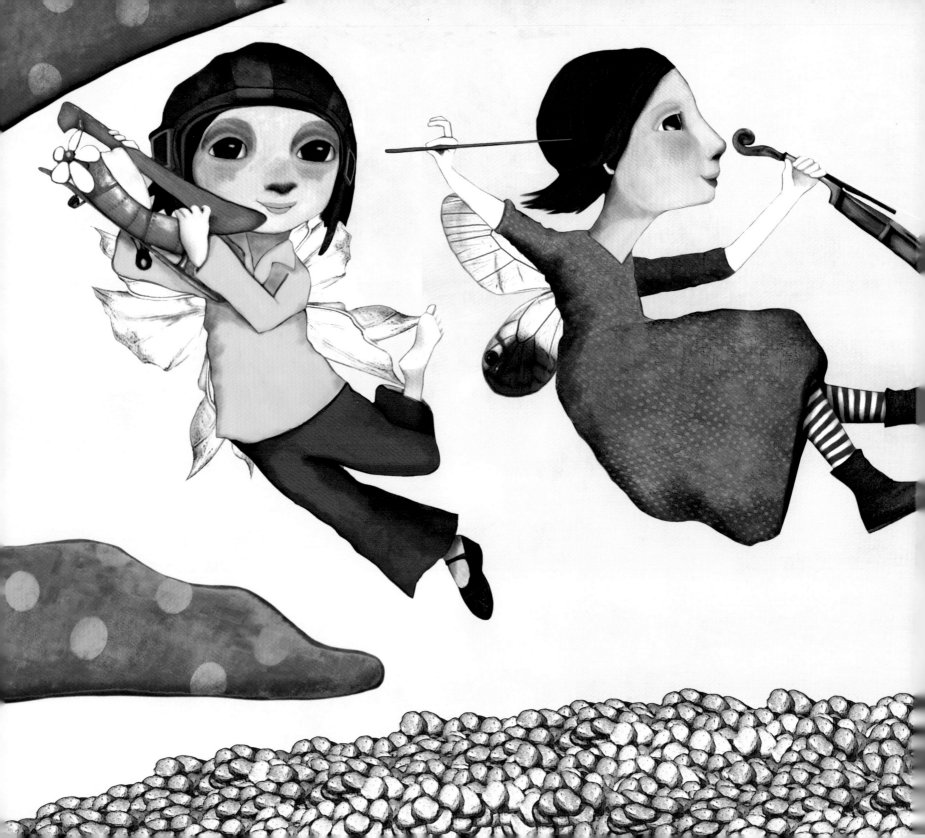

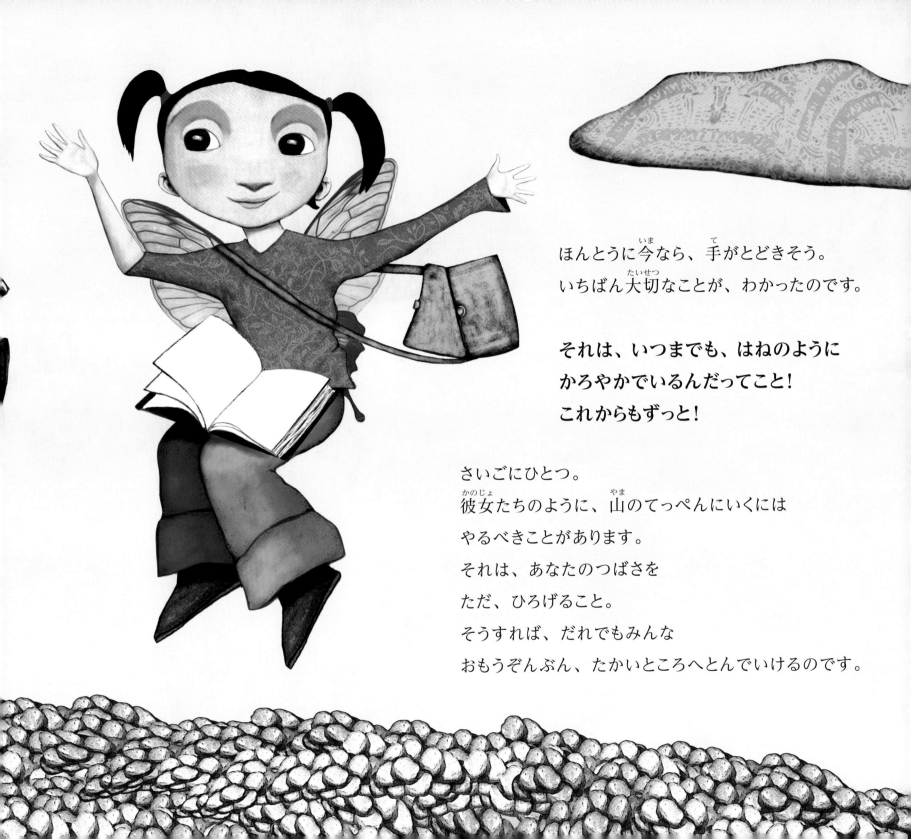

ほんとうに今なら、手がとどきそう。
いちばん大切なことが、わかったのです。

それは、いつまでも、はねのように
かろやかでいるんだってこと!
これからもずっと!

さいごにひとつ。
彼女たちのように、山のてっぺんにいくには
やるべきことがあります。
それは、あなたのつばさを
ただ、ひろげること。
そうすれば、だれでもみんな
おもうぞんぶん、たかいところへとんでいけるのです。

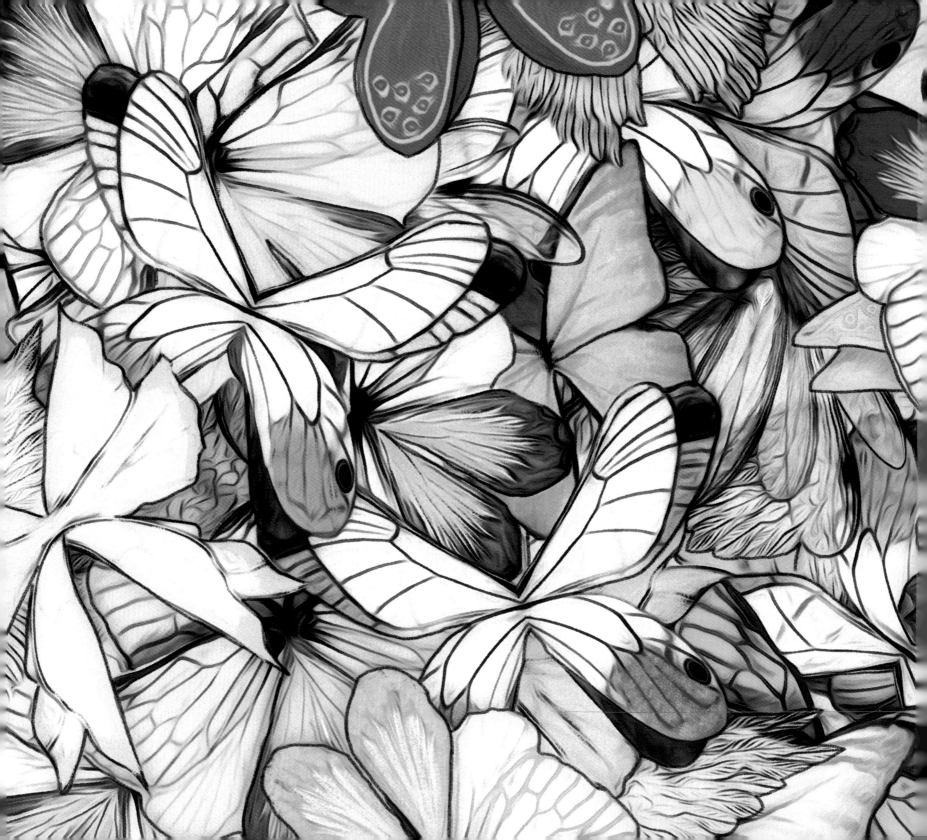